AF358069

AVIS AUX FAMILLES

SUR

LE MODE D'EMBAUMEMENT

DE M. GANNAL.

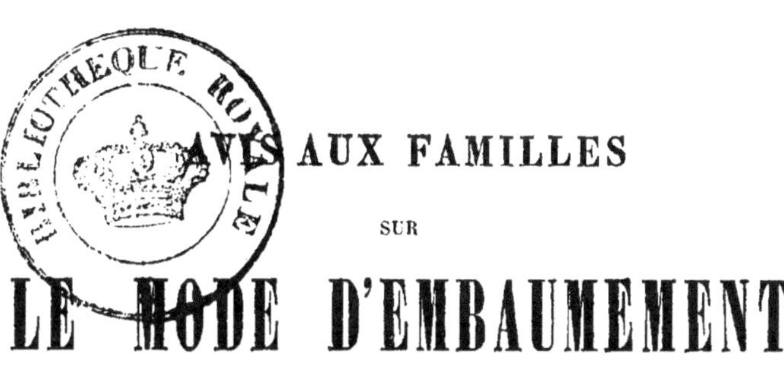

INTRODUCTION.

Si les auteurs de découvertes utiles pouvaient prévoir les attaques violentes, les piéges, les tentatives de spoliation, les vexations sans nombre des individus et des coteries envieuses, ils hésiteraient en présence des luttes qui les attendent, ils perdraient toute ardeur, tout espoir à la vue des mauvaises passions qui environnent leur personne et compromettent l'existence de leurs découvertes.

J'ai senti toute la force de cette vérité depuis trente années d'un travail sans relâche. Bien des fois déjà, malgré les ressources d'un caractère plein d'énergie, j'ai éprouvé les atteintes du plus profond dégoût. Dans la question des embaumemens en particulier, que d'agressions injustes n'ai-je pas dû repousser ! combien de fois ne m'a-t-il pas fallu éclairer les familles dont on cherchait à soumettre la douleur à la plus odieuse exploitation!

Au-dessus et au-dessous de ce tiers-état médical si riche de science, de probité, de dévouement, combien n'ai-je pas trouvé de passion malfaisante et d'acharnement à nuire, à mentir, à dépouiller!

Ceux d'en haut et ceux d'en bas m'ont attaqué séparément ou réunis; mais ceux d'en haut, faute de courage sans doute, se servent de ceux d'en bas pour chercher à me détruire. Aujourd'hui même une coalition incroyable entre l'avidité nécessiteuse et l'intrigue puissante, tente une nouvelle campagne contre moi et de nouvelles surprises contre les familles.

Un médecin (*de ceux d'en bas*), quelques mois après m'avoir fait embaumer une de ses clientes (1), après avoir suivi avec attention les détails de mes procédés, s'est déclaré publiquement inventeur d'une méthode nouvelle d'embaumement, puis, sans expériences préalables, sans essais de quelque durée, il a pris à la fin de cette même année un brevet d'invention pour cette prétendue découverte.

Dans l'espérance de me remplacer près des familles, surtout près des administrations, il a employé les mensonges les plus odieux et les manœuvres les plus déloyales. Il a même poussé l'impudence jusqu'à montrer à l'amphithéâtre de Clamart un cadavre décomposé, TOUT NOIR, qu'il disait injecté par moi et qu'on dési-

______

(1) Sur la demande de M. le docteur Boissière, dit Sucquet, j'ai, le 9 février 1845, embaumé Mᵐᵉ Combrouse, décédée rue de la Contrescarpe Saint-Antoine, 70. Le brevet Sucquet porte la date du 15 décembre de la même année.

gnait aux visiteurs sous la dénomination du *pendu de M. Gannal* (1).

Ces mensonges intéressés ne pouvaient aller loin : lorsque l'inventeur de fraîche date se mit à faire des embaumemens, la première exhumation en fit bonne justice ; le corps fut trouvé pourri. Ce résultat fit tomber dans la déconsidération l'inventeur et son invention.

L'oubli était certainement ce que devait désirer le plus dans une semblable circonstance, M. le docteur Boissière, dit Sucquet, et certes, abandonné à lui-même, il s'en fût contenté. Cependant il n'en devait pas être ainsi. Ce médecin pouvait devenir un instrument contre moi, contre celui qui fait les embaumemens à bon marché, contre celui que les familles choisissent pour arbitre en cas de contestation : on s'est empressé de le rappeler sur la scène, on l'a exalté par toutes les voies possibles.

M. Orfila, à qui une position élevée semblait imposer la retenue, M. Orfila, dont le devoir serait de tenir la

(1) Remarquez qu'on l'avait réellement pendu au-dessus de deux femmes injectées par ces messieurs. Informé de cette manœuvre inqualifiable, j'ai eu l'honneur d'en demander l'explication au chef des travaux anatomiques de l'établissement, M. le professeur Serre, qui m'a dit que le cadavre pendu dans la salle de M. Sucquet était celui d'un *Éthiopien* qu'il avait fait injecter avec une dissolution d'acide arsénieux, pour vérifier le mérite de cette substance préconisée comme agent de conservation : le professeur ajouta qu'il avait reconnu que cette substance dangereuse ne conservait pas les cadavres, et de plus qu'elle présentait le grave inconvénient d'attaquer les mains, surtout les doigts au-dessous des ongles.

On voit, par ce qui précède, que ce prétendu *pendu de M. Gannal* avait été injecté par la méthode attribuée au docteur Tranchina, procédé qui a fait si longtemps le bonheur de M. le docteur Fabre, comme l'atteste une série d'articles de son journal *la Gazette des Hôpitaux*. Ce cadavre, ce *pendu de M. Gannal* était surtout bien noir ; C'ÉTAIT UN NÈGRE.

balance d'une main équitable, entre les travailleurs, n'a pas rougi de pousser un homme sans valeur, une découverte sans importance, nuisible à l'intérêt, au vœu, à l'amour des familles.

Les rapports de l'Académie des Sciences et de l'Académie de Médecine, qui entourent et fortifient mes travaux, ont été méprisés : *rien, avant M. le docteur Boissière, dit Sucquet, n'a été fait qui vaille une mention.* A ce médecin, protégé par certains professeurs de l'Ecole, seront accordés tous les profits, tout l'honneur; on le nommera préparateur du musée Orfila, on lui fera donner la croix de la Légion-d'Honneur, tous les journaux de la coterie le prôneront, tous les membres de la confrérie combattront pour lui à outrance. On n'en restera pas là; il faudra bien qu'il serve contre moi : c'est à ce rôle qu'on le destine.....

J'attendrai.

Ce qui excite un mépris légitime ne dure jamais longtemps. D'ailleurs, je dois l'avouer, j'ai de nombreuses et abondantes compensations : l'estime de la grande majorité des médecins et la confiance des familles me vengent suffisamment. Pourtant, afin de prémunir le public, qui vit en dehors de ces intrigues, j'ai cru devoir publier l'avis suivant.

AVIS AUX FAMILLES.

Si mes recherches ont été longues, pénibles et dispendieuses, pour trouver un procédé d'embaumement qui fût à la portée de toutes les fortunes, et qui n'obligeât plus aux dégoûtantes mutilations que l'on pratiquait avant moi, j'ai été bien récompensé par les suffrages flatteurs de l'Académie des Sciences et de l'Académie de Médecine, ainsi que par ceux du public parisien, qui les sanctionne chaque jour par son empressement à se servir de mon procédé.

Tant d'honorables témoignages de sympathie m'ont fait désirer que les localités voisines de la capitale pussent profiter de ma découverte.

Désormais, sans le moindre dérangement, sans augmentation de dépenses, chaque famille qui a une perte à déplorer pourra profiter de ma découverte; voici comment : *je viens d'établir dans chaque ville un correspondant qu'il suffira de prévenir* lorsqu'on aura besoin de mes services.

Quoiqu'une grande publicité ait déja porté à la connaissance de tous les avantages de mon mode de conservation, je crois utile de rappeler ici plusieurs faits importans.

1º. Toutes les mutilations que l'on pratiquait avant moi ont été remplacées par une simple injection.

2º. Ce n'est point l'injection ou manière d'introduire le liquide qui assure la conservation, mais bien la nature du liquide injecté.

3º. Ce liquide conservateur est ma propriété; mes cessionnaires et moi nous sommes seuls en droit de l'employer.

4º. Les personnes qui, sous prétexte qu'elles pratiquent par injection, promettent un embaumement Gannal, trompent les familles, parce que leur opération ne conserve rien, faute du liquide spécial, ma propriété exclusive (1).

(1) Nous avons sur notre bureau un imprimé de M. ROQUES, *pharmacien*, RUE SAINT-ANTOINE, 166, intitulé : *Manuel opératoire*,

5⁰. Pour mettre le public en garde contre ce double vol, j'ai pris, le 3 mars dernier (1845), un brevet d'invention pour un liquide chimiquement pur, qui ne contient ni ARSENIC, ni ZINC, ni MERCURE, ni CUIVRE, ni PLOMB, c'est-à-dire aucun poison. Pour renfermer sûrement ce liquide, j'ai adopté une forme spéciale de bouteilles qui portent ma griffe incrustée et sont scellées de mon cachet; sur le bouchon se trouve placé un procès-verbal qui constate la pureté du liquide et son origine.

6⁰. Quant à l'usage, comme je ne confie de ces bouteilles (contenant la quantité de liquide nécessaire pour un embaumement) qu'aux personnes de province qui sont mes cessionnaires par acte notarié, personne ne pourra plus être trompé, puisque ceux-là seulement qui en ont le droit pourront faire des embaumemens comme moi.

7⁰. Il faut cependant remarquer que l'injection qui a pour but d'empêcher ou d'arrêter la fermentation putride n'est pas la chose unique, mais seulement une des trois parties indivisibles de mon opération d'embaumement. Cela est si vrai, qu'un corps simplement injecté, même par moi, qui serait placé sans autres préparations dans un cercueil et déposé ainsi dans la terre, ne se conserverait point.

A ce sujet, je dois faire remarquer que, jusqu'à moi, personne ne s'était livré à l'étude approfondie de la conservation des corps, ce qui explique la diversité des

pour l'embaumement par la méthode du docteur Sucquet, et qui commence par cette phrase :

« L'embaumement par la méthode du docteur Sucquet se fait au moyen « de l'injection du liquide conservateur dans le système artériel. »

Je demande pardon à MM. Roques et Sucquet si je me permets de leur adresser ici une simple observation, mais que je crois très-importante : Dans le Dictionnaire de l'Académie, embaumement veut dire procédé contre la corruption des corps morts. Or croient-ils qu'en injectant dans un cadavre la quantité de liquide (chlorure de zinc), qu'ils offrent d'expédier pour la somme de 200 fr., les médecins et les pharmaciens qui en feront usage pourront espérer un résultat plus satisfaisant que celui obtenu par eux-mêmes sur la personne de Mme Guillard, exhumée au cimetière de l'Est le 1er juillet 1845 ?

A Bourbon, on ne paye les embaumemens qu'une année après l'opération et après la vérification du corps. Cet usage, qui a ramené à la raison les faux prophètes de Bourbon, devrait bien être introduit chez nous, cela simplifierait énormément la question.

procédés d'embaumement et la quantité prodigieuse de substances qu'on trouve préconisées dans les ouvrages de médecine. Or, si on remarque que toutes ces drogues sont des substances astringentes, on reconnaît que toutes ont été indiquées dans l'unique but d'empêcher la fermentation putride, tentative vaine, puisqu'aucun opérateur n'a tenu compte de l'eau de composition des corps, et pourtant c'est cette humidité qui a toujours déterminé leur décomposition.

8º. Jusqu'à ce jour, personne n'a contesté les résultats que j'ai obtenus; jamais un cadavre préparé par moi n'a subi la moindre altération : Je suis donc en droit de dire que cette découverte peut procurer une véritable consolation aux familles qui ont une perte à déplorer.

Si l'on demande à quoi sert l'embaumement, je réponds : **A** quoi servent les monumens, les pompes funèbres, les vêtemens noirs, le deuil si scrupuleusement observé ? Oui, qu'est-ce que cela prouve ?... Que le respect pour les morts est de tous les temps, de tous les pays, de toutes les religions; les monumens funèbres qui nous restent attestent au plus haut point le respect religieux que professaient nos ancêtres pour leurs morts; chaque religion a son culte, ses cimetières, ses prières des morts, notre religion avec ses reliques a même un jour férié des morts; enfin Notre-Seigneur Jésus-Christ lui-même a été embaumé.

Ce respect universel pour les morts est l'expression la plus vraie de la croyance d'une vie future ; elle témoigne de nos sentimens affectueux, de nos regrets, de notre reconnaissance. Si de tout temps on n'a pas fait embaumer les corps, cela ne dépendait point des sentimens des populations, mais uniquement de l'absence de procédés efficaces; les familles avaient horreur des profanations auxquelles on soumettait les corps sous le prétexte spécieux de les conserver.

Aujourd'hui qu'une attention religieuse préside à mes embaumemens, les sépultures de famille, les monumens funèbres, sans cette pratique, sont un non-sens ridicule qui ne peut plus s'expliquer. L'embaumement d'ailleurs tel que je le pratique, rend impossible l'inhumation d'une personne en léthargie. Et qu'on n'aille pas croire que ces inhumations soient rares ; nos journaux en mentionnent souvent ; plusieurs gouvernemens allemands ont jugé nécessaire d'élever des salles d'attente ou de dépôt des corps..... En France, où néanmoins le service médical se fait si bien, dans moins d'une année, cinq cas ont été publiés : on a même vu cette semaine dans Paris une dame connue de tout le monde. déclarée morte, alors qu'elle n'était qu'en léthargie. Et combien en est-il qui n'ont pas été enregistrées et QU'ON IGNORE (1) !

Sans aucun doute ces tristes réflexions ont décidé le docteur Pineau à commencer son Mémoire sur les dangers des inhumations précipitées, de la manière suivante :

« *Tout le monde convient qu'il ne peut y avoir de sort*
« *plus déplorable que celui d'une personne vivante ren-*
« *fermée dans un cercueil, recouverte de plusieurs pieds*
« *de terre, et qui se voit réduite sans ressource à mourir*
« *d'une mort dont les horreurs surpassent tout ce que*
« *peut souffrir un homme à qui l'on fait subir les suppli-*
« *ces les plus cruels. L'imagination effrayée ne peut soute-*
« *nir l'idée d'une pareille situation....* » Dr PINEAU.

Paris, 1776.

(1) Le journal *l'Estafette* du 20 janvier 1846 contient l'article suivant : « On s'est souvent occupé des moyens de porter remède aux « inhumations précipitées. D'après une statistique officielle, le nombre « des enterremens prématurés, que des circonstances fortuites ont « seules permis d'interrompre, s'élève, en France, depuis 1833, à 94. « Dans ce nombre, 35 personnes sont sorties de léthargie d'elles- « mêmes, au moment où on allait commencer la cérémonie des funé- « railles ; 15 se sont réveillées sous l'excitation des soins prodigués par « la tendresse de leur famille ; 7 par suite de chûte du cercueil où elles « étaient renfermées ; 9 ont dû leur salut à des piqûres qu'on leur faisait « éprouver en les attachant dans leur linceuil ; 5 à des suffocations « qu'elles éprouvaient dans le cercueil ; 19 à des retards fortuits ap- « portés à l'enterrement ; 6 à des retards volontaires ayant pour cause « des doutes sur la mort. »

(*Extrait de* LA RÉFORME *du 31 janvier* 1846).

Cette semaine on conduisait à Bourbonne, pour y être enterré, un israélite de Lamarche, nommé David, lorsque, près d'arriver à destination, quelques parens ou amis, qui étaient montés sur la voiture pour accompagner le défunt, entendirent des plaintes sortir du cercueil ; on se hâta d'arriver à Bourbonne. Un médecin accourut, mais il était trop tard ; après être sorti un moment d'une léthargie qu'on avait prise pour la mort même, David venait de rendre le dernier soupir. (*Abeille des Vosges*).

Je cite ces faits pour qu'on ne m'accuse pas d'exagérer à dessein les dangers de l'inhumation précipitée : ces dangers, on le voit, sont réels.

Les personnes peu favorisées de la fortune ne sont pas par cette cause dépourvues de sentimens affectueux. C'est cette conviction qui m'a fait régler ma conduite, de telle sorte qu'il m'est possible de me tenir à la discrétion des plus modestes fortunes. Si mes intérêts me sont chers, l'amour de la science et le désir d'être utile à la société sont mon premier mobile ; aussi me trouvera-t-on toujours prêt à faire toutes les concessions que peuvent commander la position et la fortune des personnes qui réclameront mon ministère.

GANNAL,

rue de Seine, 6.

PIÈCES JUSTIFICATIVES.

Putréfaction d'un cadavre embaumé par le procédé du docteur Boissière, Sucquet.

Ayant assisté, ce matin, au cimetière du Père La Chaise, à l'exhumation du corps de madame Guillard, décédée le 1er juillet 1844, lequel corps avait été embaumé par le procédé et les soins de M. le docteur Boissière, dit Sucquet, et de M. Roques, pharmacien, son associé, nous croyons devoir, dans l'intérêt de la science, enregistrer ici nos observations sur ce qu'il nous a été possible de remarquer, ayant à nos côtés M. Guillard, époux de la défunte, M. Cottbrune, conservateur du cimetière, et M. Gille, commissaire de police du quartier du Mont-de-Piété, de service au cimetière.

Le cercueil, retiré d'un caveau provisoire où il avait été déposé, a été transporté dans une salle servant aux autopsies. Sa boîte externe, en bois de chêne et en bon état, une fois dévissée et son couvercle enlevé, a mis à

nu un second cercueil de plomb soudé dans toutes ses
parties. Une partie du couvercle de ce dernier ayant été
dessoudé, on a pu soulever la lame de plomb, et, dans
ce moment il s'est exhalé des gaz d'une fétidité repous-
sante. La tête, mise ainsi à découvert et débarrassée de
son linceul tout trempé d'un liquide bourbeux, a pré-
senté tous les phénomènes d'une décomposition telle
que M. Guillard, trompé dans ses espérances, n'a pu
retenir ses larmes devant ce douloureux spectacle, et
s'est opposé à ce que sa famille pût en être le témoin,
ordonnant la fermeture immédiate du cercueil.

Il résulte de ces faits et de ces observations, qu'il est
présumable que la liqueur injectée, se trouvant fortement acide ou alcaline, elle avait dû dissoudre la ma-
jeure partie de la substance organique, et donner nais-
sance à une grande quantité de liquide dans lequel sem-
blaient baigner les restes du cadavre.

Paris, le 1er juillet 1843.

ROUX,

Docteur médecin, 66, rue de La Harpe.

Nous commissaire de police du quartier du Mont-de-
Piété, soussigné,

Certifions qu'aujourd'hui 1er juillet, nous avons assisté, comme commissaire de service, à l'exhumation
du corps de feu la dame Guillard, et que la descrip-
tion de l'état dans lequel ledit corps a été trouvé, qui
fait l'objet du rapport de M. le docteur Roux, est de
toute exactitude.

En foi de quoi nous avons signé le présent.

Paris, le 1er juillet 1843.

Le commissaire de police,

GILLE.

Conservation de corps embaumés par le procédé GANNAL.

Monsieur,

Je ne puis vous exprimer toute ma reconnaissance. Vous avez apporté à mon extrême douleur le plus grand allégement. La pensée de la destruction était douloureuse à mon cœur, vous l'avez fait disparaître. Après mon malheur, j'ai vécu dans l'espoir triste, mais consolant, de pouvoir conserver précieusement les restes de celle dont l'attachement et par conséquent la mémoire me sont plus chers que la vie. L'état de parfaite conservation dans lequel nous avons trouvé le corps de ma pauvre femme, au moment de l'exhumation, pour le mettre dans le monument que je lui ai fait préparer, montre que je vous dois ce triste, mais précieux avantage. Nous en avons été d'autant plus frappés, que les circonstances ne permettaient pas d'espérer ce résultat. En effet, ma pauvre femme a été inhumée le 12 octobre 1843. L'affreux malheur qui venait de me frapper ne me permit pas alors de veiller à tout. Je fis part à mes amis qui m'entouraient en ce moment du désir extrême que j'avais de conserver des restes si précieux. Ils s'empressèrent d'aller vous trouver, et vous eûtes la bonté d'acquiescer à mes désirs avec une extrême complaisance. Le corps fut mis dans un cercueil de chêne seulement, sans plomb, et par conséquent les essences devaient se perdre peu à peu. Il fut ensuite déposé en terre dans un tombeau ordinaire, où il est resté jusqu'au 26 juin 1844, par conséquent tout l'hiver. Ce tombeau, n'étant que provisoire, a été négligé. On ne s'occupait que de préparer le monument dont l'exécution définitive n'a eu lieu qu'aux beaux jours. Tout portait donc à croire que nous allions trouver le corps dans un état de complète décomposition. Mais, grâce à votre infaillible méthode d'embaumement, nous avons trouvé ma pauvre femme ayant toujours cette beauté et cette fraîcheur qu'elle avait conservées même dans sa dernière et longue maladie. Elle est décédée à vingt et un ans! La substitution d'un cercueil en plomb et les essences que vous avez bien voulu ajouter me donnent la conviction que le corps, maintenant transporté dans le caveau du monument, se conservera pour toujours.

J'ai cru devoir faire le récit succinct des circonstances défavorables où vous étiez placé ; et, comme il n'y a rien à répliquer contre des faits accomplis, le résultat que vous avez obtenu prouve l'infaillibilité de votre méthode d'embaumement. Dans l'intérêt de la société, je verrai avec plaisir que vous fassiez de ma lettre tel usage qu'il vous plaira.

Je vous prie de vouloir bien agréer les hommages et l'expression des plus vifs sentimens de reconnaissance de celui qui a l'honneur d'être votre très-humble et tout dévoué serviteur,

DÉNECÉ,

Ancien précepteur, professeur, rue de Fleurus, 13.

Paris, le 1er juillet 1844.

Le conservateur du cimetière du Sud, soussigné, atteste, en ce qui le concerne, les faits énoncés d'autre part.

Paris, le 15 juillet 1844.

A. DE LHOPITAL.

Vu au bureau de police du quartier du Luxembourg,

pour attestation des signatures de MM. Dénecé et De Lhopital ci-dessus apposées.

Paris, le 17 juillet 1844.

Le commissaire de police,
PRUNIER-QUATREMÈRE.

Je soussigné, docteur en médecine de la Faculté de Paris, certifie que, le 7 mai 1842, je chargeai M. Gannal de pratiquer l'embaumement de M. Elleviou, mort en quelques heures, à l'âge de soixante-treize ans, d'une attaque d'apoplexie foudroyante. L'opération fut faite sous mes yeux. On plaça ensuite le corps dans un double cercueil, l'un en plomb, fermé avec des vis, l'autre en chêne, et le tout fut déposé dans un caveau du cimetière du Père La Chaise.

Le 26 juin 1844 eut lieu l'exhumation de M. Elleviou. Je fis ouvrir les deux cercueils en présence des docteurs Londe et De Puisaye, et de plusieurs autres personnes qui avaient assisté à l'embaumement. Nous trouvâmes le corps dans l'état de conservation le plus parfait. Il ne s'en exhalait aucune odeur putride ou nauséuse. Les chairs étaient fermes, élastiques, sans infiltration de gaz, ni tuméfaction d'aucune nature. Une incision pratiquée à la cuisse et au bras nous permit de constater que les tissus plus profonds avaient également été préservés de toute altération. Le visage restait parfaitement reconnaissable. En un mot, le corps nous aurait paru dans le même état qu'au moment où il avait été embaumé, si ce n'est que la peau avait pris une teinte assez fortement bronzée.

Paris, 8 juillet 1845.

Constantin **JAMES.**

Je soussigné, docteur en médecine de la Faculté de Paris, inspecteur des cimetières, déclare avoir assisté à l'exhumation du corps de Mlle Becheux, Pauline-Joséphine, décédée rue Saint-Lazare, n° 4, le 30 novembre 1842.

Ce corps avait été embaumé par M. Gannal, le 1er décembre suivant, et inhumé au cimetière du Nord, le 3 dudit mois.

Ce jour, 22 novembre 1843, le corps a été extrait de la terre, porté dans la salle d'autopsie du cimetière, où le cercueil a été ouvert en présence de M. Bruzelin, commissaire de police du quartier du Roule, de M. Duprat, son secrétaire, de M. l'inspecteur du cimetière, et des membres de la famille.

M. Gannal a retiré le corps pour le poser sur la table, où, après avoir déployé les voiles dans lesquels la figure était renfermée, nous avons reconnu qu'elle était dans un état de parfaite conservation; le teint était bruni, mais les chairs étaient fermes.

M. Micheli, sculpteur, demeurant rue Voltaire, n° 14, a procédé au moulage comme pour les cas ordinaires; le plâtre consolidé, le moule a été enlevé sans laisser de traces, et les assistans ont pu constater que l'empreinte était des plus exactes, ce qui prouve en faveur de l'état de conservation.

Fait à Paris, le 22 novembre 1843.

Ont signé LAVILLETELLE, D. M. P.

BECHEUX père.

Femme BECHEUX, mère de l'enfant.

LAPLAY, conservateur du cimetière.

MICHELI, sculpteur.   DUPRAT, secrétaire.

J'ai constaté l'exhumation, et j'ai assisté à la reconnaissance du corps par la famille ; sa conservation était aussi parfaite que possible, à ce point que le père et la mère ont pu sans répugnance embrasser une dernière fois leur malheureux enfant.

Signé BRUZELIN.

LETTRE DU MAIRE D'ARTIGUES AU PRÉFET DE LA GIRONDE,

AU SUJET DE L'EXHUMATION ET DE L'AUTOPSIE DU JEUNE *ANIZAT*.

Bordeaux, le 5 janvier 1842.

Monsieur le Préfet, j'ai l'honneur de vous transmettre les renseignemens que vous me demandez par votre honorée du 23 décembre, au sujet de l'exhumation du jeune Anizat.

Lorsque vous m'autorisâtes, par votre arrêté du 29 juillet 1840, d'inhumer dans le cimetière d'Artigues le corps d'Anizat, je le fis transporter dans un petit caveau de l'église, en attendant que le monument que je fais élever dans notre cimetière fût achevé, dans le but de réunir les trois malheureuses victimes d'un aussi horrible assassinat.

MM. Dégrange et Gergeris, médecins au rapport, me communiquèrent une lettre de M. Gannal. Ce dernier priait instamment ces messieurs de tâcher de faire l'autopsie du jeune Anizat, embaumé par lui, dans l'intérêt de la société. Je promis à ces messieurs que je les ferais prévenir lorsque je ferais faire la réunion des corps dans le tombeau commun.

Le cercueil du jeune Anizat a été ouvert en ma présence : *le corps a été trouvé dans un état parfait de conservation; l'intérieur était dans un état admirable, les aliments se trouvaient conservés dans l'estomac comme si l'enfant venait d'être tué.*

Les opérations du docteur Dégrange terminées, le corps a été mis dans le même cercueil et fermé devant moi, transporté immédiatement dans le tombeau, à côté de la veuve Anizat et de Mathilde Anizat; de suite le trou du caveau a été fermé en ma présence.

Aussitôt que j'ai eu l'honneur de recevoir votre lettre, je suis allé chez le docteur Dégrange pour avoir un extrait de son rapport. Il m'a répondu qu'il a fait imprimer son rapport sur l'autopsie du jeune Anizat, dans le *Journal de Médecine* qui va paraître dans la première quinzaine de janvier, et qu'il se propose de vous faire hommage d'un exemplaire; qu'ensuite il a donné des explications au procureur du roi, et les renseignemens transmis à M. le garde des sceaux, et fournis à M. Gannal, qui a été très-satisfait de tout ce qui a été fait, ainsi qu'il l'a écrit le 22 décembre dernier à la Société de Médecine de Bordeaux.

Le Maire, *Signé*, E. Lavialle fils,

Pour copie conforme :

Le secrétaire général de la préfecture de police,
Signé, Malleval.

Paris. — Imprimerie Le Normant, rue de Seine, &